BEI GRIN MACHT SICH IHR WISSEN BEZAHLT

AF144767

- Wir veröffentlichen Ihre Hausarbeit,
  Bachelor- und Masterarbeit

- Ihr eigenes eBook und Buch -
  weltweit in allen wichtigen Shops

- Verdienen Sie an jedem Verkauf

Jetzt bei www.GRIN.com hochladen und kostenlos publizieren

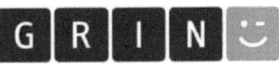

Bibliografische Information der Deutschen Nationalbibliothek:

Die Deutsche Bibliothek verzeichnet diese Publikation in der Deutschen National-bibliografie; detaillierte bibliografische Daten sind im Internet über http://dnb.d-nb.de/ abrufbar.

Dieses Werk sowie alle darin enthaltenen einzelnen Beiträge und Abbildungen sind urheberrechtlich geschützt. Jede Verwertung, die nicht ausdrücklich vom Urheberrechtsschutz zugelassen ist, bedarf der vorherigen Zustimmung des Verlages. Das gilt insbesondere für Vervielfältigungen, Bearbeitungen, Übersetzungen, Mikroverfilmungen, Auswertungen durch Datenbanken und für die Einspeicherung und Verarbeitung in elektronische Systeme. Alle Rechte, auch die des auszugsweisen Nachdrucks, der fotomechanischen Wiedergabe (einschließlich Mikrokopie) sowie der Auswertung durch Datenbanken oder ähnliche Einrichtungen, vorbehalten.

Impressum:

Copyright © 2015 GRIN Verlag, Open Publishing GmbH
Druck und Bindung: Books on Demand GmbH, Norderstedt Germany
ISBN: 9783668430686

Dieses Buch bei GRIN:

http://www.grin.com/de/e-book/358030/einfuehrung-eines-betrieblichen-gesund-heitsmanagements-bgm-in-der-logistikabteilung

Johanna Roth

Einführung eines Betrieblichen Gesundheitsmanagements (BGM) in der Logistikabteilung eines Unternehmens

GRIN Verlag

GRIN - Your knowledge has value

Der GRIN Verlag publiziert seit 1998 wissenschaftliche Arbeiten von Studenten, Hochschullehrern und anderen Akademikern als eBook und gedrucktes Buch. Die Verlagswebsite www.grin.com ist die ideale Plattform zur Veröffentlichung von Hausarbeiten, Abschlussarbeiten, wissenschaftlichen Aufsätzen, Dissertationen und Fachbüchern.

Besuchen Sie uns im Internet:

http://www.grin.com/

http://www.facebook.com/grincom

http://www.twitter.com/grin_com

Deutsche Hochschule für
Prävention und Gesundheitsmanagement
66123 Saarbrücken

Hausarbeit

Modul:	Betriebliches Gesundheitsmanagement II
Studiengang:	Prävention und Gesundheitsmanagement
Datum Präsenzphase:	**24.-26.08.2015**
Studienort:	**Saarbrücken**

Roth, Johanna

Thema:	**Erstellung eines BGM-Interventionskonzeptes für das Unternehmen Muster GmbH**

Inhaltsverzeichnis

1 Einleitung

Die nachfolgende Hausarbeit beschäftigt sich mit der Einführung eines Betrieblichen Gesundheitsmanagements (BGM) als Pilotprojekt in der Logistikabteilung des Musterunternehmens Muster GmbH. Ein Betriebliches Gesundheitsmanagement läuft idealerweise als Prozess ab, welcher aus sechs Phasen besteht. Im ersten Schritt wird eine Bedarfsbestimmung benötigt, welche Auskunft über die Beweggründe zur Einführung eines BGM gibt. Die Beweggründe sind vielfältig, lassen sich jedoch grob in die drei Kategorien „Interne Probleme", „Gesellschaftliche Entwicklungen" und „Betriebliche Sozialleistung" einteilen (Morsch, 2015a, S. 27), wobei die Entscheidung für ein BGM auch aus einer Kombination unterschiedlicher Problemfelder resultieren kann.

Auch im Musterunternehmen begründet sich der Bedarf zur Einführung des BGM als Pilotprojekt durch mehrere Faktoren. Das Unternehmen, welches im holzverarbeitenden Sektor tätig ist, beschäftigt insgesamt 1505 Mitarbeiter. In den Bereichen Produktion und Logistik herrscht ein erhöhter Krankenstand. In der Logistikabteilung des Unternehmens sind zur Zeit der Datenerhebung im Jahr 2011 107 Mitarbeiter beschäftigt, welche fast ausschließlich männlichen Geschlechts sind. Der Alterdurchschnitt der Abteilung liegt bei 48,4 Jahren. Bedarf: Der Arbeitgeber verspricht sich durch die Einführung eines BGM eine langfristige Senkung der Fehlzeiten (Interne Probleme), sowie Lösungsansätze zur Bewältigung des demographischen Wandels (Gesellschaftliche Entwicklungen).

Ist ein Bedarf zur Einführung eines BGM erkannt, so folgt die Analysephase. Hier stehen unterschiedliche Instrumente der Datenerhebung zur Verfügung.

In der Logistikabteilung des Musterunternehmens ist diese Phase zum aktuellen Zeitpunkt bereits abgeschlossen. Als Analyseinstrumente wurden in diesem Fall eine Analyse der Fehlzeitenstatistik, eine Gefährdungsanalyse sowie eine anonyme Mitarbeiterbefragung ausgewählt. Die Analyseergebnisse werden in Kapitel 2 kurz dargestellt.

Die Interventionsplanung ist der dritte Schritt des BGM-Prozesses, an welchen sich die Durchführung der Interventionen, die Evaluation des Projektes, sowie die Förderung der Nachhaltigkeit anschließen (Morsch, 2015a, S. 26).

Nachfolgend sind die Ergebnisse der Analysen in der Logistikabteilung des Musterunternehmens zusammengefasst. Anhand dieser werden im dritten Kapitel drei Handlungsschwerpunkte für ein BGM herausgefiltert. Beispielhaft an zwei ausgewählten Interventionen erfolgt anschließend die Interventionsplanung für das Pilotprojekt im vierten Kapitel dieser Arbeit, bevor zuletzt etwas allgemeiner auf Möglichkeiten und Probelme der Evaluation im Betrieblichen Gesundheitsmanagement eingegangen wird.

2 Zusammenfassung der Analyseergebnisse des BGM in der Logistikabteilung des Musterunternehmens Muster GmbH

2.1 Ausgangssituation

In der Logistikabteilung des Musterunternehmens Muster GmbH beträgt die durchschnittliche wöchentliche Stundenarbeitszeit pro Mitarbeiter 37,5 Stunden, welche im 2-Schicht-System geleistet wird. Die Hauptaufgaben der Angestellten in dieser Abteilung sind das Kommissionieren sowie der Versand von Waren. Der gesamte Betrieb hat im Jahr 2011 einen Krankenstand von 6,9%. Dies sind 0,4% mehr als im Vorjahr (6,5% im Jahr 2010), wobei der Krankenstand der Logistik-, sowie der Produktionsabteilung laut unternehmensinternen Aussagen deutlich über diesem Wert liegt. Der Krankenstand des Musterunternehmens ist im Vergleich zu anderen Betrieben, welche dem verarbeitenden Gewerbe angehören relativ hoch. So beläuft sich der durchschnittliche Krankenstand im verarbeitenden Gewerbe im Jahr 2010 laut dem Wissenschaftlichen Institut der AOK (WIdO, 2011) auf durchschnittlich 5,2% und liegt damit 1,3% niedriger als der Wert des gleichen Jahres im Musterunternehmen.

Die Arbeitsunfälle im Musterunternehmen werden mit 34 Unfällen je 1000 Vollarbeiter im Jahr 2010 angegeben. Im Bericht der Bundesanstalt für Arbeitsschutz und Arbeitsmedizin (BAuA, 2014) zur Sicherheit und Gesundheit bei der Arbeit 2013 wird von 29 Arbeitsunfällen je 1000 Vollarbeitern im verarbeitenden Gewerbe im Jahr 2013 berichtet, die Zahlen sind allerding rückläufig. Die Berufsgenossenschaft Holz und Metall (BGHM, 2014) spricht von 39,45 Arbeitsunfällen je 1000 Vollarbeitern im Jahr 2014. Die Kennzahl „Arbeitsunfälle je 1000 Mitarbeiter" liegt demnach nicht deutlich über den Vergleichswerten.

2.2 Ergebnisse der Mitarbeiterbefragung

Die Mitarbeiterbefragung wurde im September und Oktober 2011 in der Logistikabteilung des Musterunternehmens mit einer Rücklaufquote von 81% durchgeführt und führte zu folgenden Ergebnissen.

Beschäftigtenstruktur und allgemeines Gesundheitsbefinden:
In der Befragten Abteilung arbeiten fast ausschließlich Männer, weshalb die Frge nach dem Geschlecht nicht gestellt wurde. Der Altersdurchschnitt liegt bei 48,4 Jahren, was vergleichsweise hoch ist. Hinzu kommt, dass keiner der Befragten unter 20 Jahre alt ist, was die Probleme im Bereich Demografie erklärt. Zusätzlich ist eine Korrelation zwischen dem Alter und dem subjektiven Gesundheitszustand der befragten Mitarbeiter erkennbar. Die Befragten in der Altersklasse von 20-29 Jahren gaben ihren Gesundheitszustand im Mittel mit „gut" an, während Mitarbeiter in der Altersklasse 50-59 Jahre im Mittel mit „zufriedenstellend" und „weniger gut" antworteten. Über alle Altersklassen hinweg betrachtet verschlechtert sich der subjektive Gesundheitszustand mit zunehmendem Alter linear. Aufgrund des relativ hohen Altersdurchschnitts der Abteilung könnte dies ein Problem für das Unternehmen sein oder sich zumindest perspektivisch gesehen dazu entwickeln.

Beschwerden:
Bei der Frage nach den Beschwerden, welche „häufig" auftreten gaben 54% der Mitarbeiter an, unter Rückenschmerzen zu leiden. Im Branchenvergleich gaben laut Zok (2010, S. 82) 34,1% der im verarbeitenden Gewerbe tätigen Personen an, unter Rückenschmerzen zu leiden. Das Musterunternehmen zeigt hier eindeutig schlechtere Werte als der Durchschnitt. Auch bei der Frage nach Verspannungen/Verkrampfungen liegt die Abteilung Logistik des Unternehmens mit 43% deutlich über dem Vergleichswert im verarbeitenden Gewerbe (30,5%). Dagegen entsprechen die Angaben zu weiteren Beschwerden mit wenigen Prozentunterschieden den Angaben welche für das verarbeitende Gewerbe genannt werden (Zok, 2010, S. 82).

Belastungen:
Die subjektiven Belastungen der Teilnehmer beziehen sich hauptsächlich auf Umgebungsbelastungen, wie Zugluft/Kälte, sowie einen häufigen Wechsel zwischen Wärme und Kälte und auf körperliche Belastungen, wie schwere körperliche Arbeit, schwere Hebearbeiten, Tragen/Ziehen/Schieben schwerer Gegenstände sowie beengte Platzverhältnisse und gebückte Haltung.

<u>Verbesserungsvorschläge/Potentiale:</u>

Neben der Abfrage zur aktuellen Situation wurden die Teilnehmer nach Vorschlägen und Potentialen zur Verbesserung ihrer gesundheitlichen Situation am Arbeitsplatz befragt. Der Wunsch nach anderer Arbeitsorganisation wurde mit 40% geäussert, das Item „andere Arbeitsplatzgestaltung" erhielt 37% Zustimmung. Diese beiden Items stehen in einem engen Zusammenhang mit den Beschwerden, welche zuvor genannt wurden. Die Verbesserung der Hygiene in sanitären Anlagen erhielt jedch mit 41% die höchste Zustimmung bei den Mitarbeitern.

<u>Arbeitszufriedenheit:</u>

Die Arbeitszufriedenheit insgesamt wird von den Befragten im Mittel mit 4,5 bewertet, dies bedeutet eine geringe Zufriedenheit. 77% der in Deutschland arbeitenden Bevölkerung bewerten ihre Arbeitszufriedenheit dagegen positiv (Hauser, Schubert & Aicher, 2005, S. 20). Die soziale Unterstützung durch Vorgesetzte, sowie der Entscheidungsspielraum während der Arbeit, welche die Arbeitszufriedenheit bedingen können wurden im Musterunternehmen ebenfalls negativ bewertet. Die Bewertung der sozialen Unterstützung durch Kollegen hingegen fiel positiv aus.

2.3 Gefährdungsbeurteilung nach Nohl

Neben der Mitarbeiterbefragung wurde in der Logistikabteilung des Musterunternehmens eine Gefährdungsbeurteilung nach Nohl durchgeführt. Im Rahmen dieser präventiv ausgerichteten Gefährdungsbeurteilung werden die in der Arbeits- und Tätigkeitsanalyse ermittelten Probleme anhand einer Risikomatrix bewertet. Diese Matrix beinhaltet sowohl die möglichen Gesundheitsrisiken, als auch die Wahrscheinlichkeit für deren eintreten (vgl. Tab. 1).

Tab. 1: Risikomatrix nach Nohl (eigene Darstellung nach Nohl & Thiemecke, 1988a, zitiert nach Morsch, 2015a; Berufsgenossenschaft für Gesundheitsdienst und Wohlfahrtspflege (BGW) , 2015)

Wahrscheinlichkeit des Wirksamwerdens der Gefährdung	Leichte Verletzungen oder Erkrankungen	Mittelschwere Verletzungen oder Erkrankungen	Schwere Verletzungen oder Erkrankungen	Möglicher Tod, Katastrophe
Sehr gering	1	2	3	4
Gering	2	3	4	5
Mittel	3	4	5	6
Hoch	4	5	6	7

Die in der Risikomatrix ermittelte Kennzahl wird als Gefährdungsmaß bezeichnet und ist ein Zahlenwert, welcher Auskunft über die festgestellte Gefährdung liefert. Sie dient damit als Grundlage für die Formulierung handfester Schutzziele (Nohl & Thiemecke, 1988a, zitiert nach Morsch, 2015a). Zahlenwerte von 1 bis 2, bzw. 0 bis 2 (je nach Quelle), besagen, dass der Eintritt einer Verletzung oder Erkrankung wenig wahrscheinlich und damit kein Handlungsbedarf zur Risikoreduzierung erkennbar ist. Die Zahlenwerte 3 und 4 zeigen Handlungsbedarf zur Risikoreduzierung auf, da der Eintritt einer Verletzung oder Erkrankung als wahrscheinlich eingestuft wird. Liegen die Werte über 5, so ist der Eintritt einer Verletzung oder Erkrankung sehr wahrscheinlich und somit dringend Handlungsbedarf zur Risikoreduzierung gegeben (BGW, 2015).

Wie bereits erwähnt liegen die Hauptaufgaben in der Abteilung Logistik des hier dargestellten Musterunternehmens in der Kommissionierung und dem Versand von Möbeln (vgl. Kapitel 1.2). Für die einzelnen Tätigkeiten wurden in der Gefährdungsbeurteilung jeweils Belastungsfaktoren bestimmt, welche im Großen und Ganzen den hauptsächlich genannten Belastungsfaktoren der Mitarbeiterbefragung entsprechen. Diese waren in erster Linie Umgebungsbelastungen, wie Zugluft/Kälte, sowie ein häufiger Wechsel zwischen Wärme und Kälte und körperliche Belastungen, wie schwere körperliche Arbeit, schwere Hebearbeiten, Tragen/Ziehen/Schieben schwerer Gegenstände sowie beengte Platzverhältnisse und gebückte Haltung. Hinzu kommen die Belastungsfaktoren Zeitdruck und Vibrationen durch das Fahren auf dem Stapler.

Die Einordnung in der Risikomatrix ergab die folgenden Werte für die einzelnen Tätigkeiten:

Kommissionierung von Großmöbeln: Nohl-Wert 4-5

Kommissionierung von Kleinmöbeln: Nohl-Wert 3

Transport allgemein: Nohl-Wert 3-4

Versand: Nohl-Wert 4

Bei allen Aufgabenbereichen der Abteilung ist somit Handlungsbedarf zur Risikoreduzierung erforderlich. Für die Kommissionierung von Großmöbeln ist sogar dringender Handlungsbedarf zur Risikoreduzierung erkennbar.

2.4 Fazit

Die unterschiedlichen Analysen zeigen die Problematiken und deren Folgen in der Abteilung Logistik des Musterunternehmens auf. Diese lassen sich wie folgt zusammenfassen:

1. Der Krankenstand im Unternehmen ist relativ hoch und die Tendenz steigend.
2. Der Altersdurchschnitt in der Abteilung Logistik ist bereits relativ hoch und es ist ein Nachwuchskräftemangel zu erkennen.
3. In der Abteilung Logistik ist ein linearer Zusammenhang zwischen Altern und subjektivem Gesundheitszustand erkennbar.
4. Mehr als 50% der Mitarbeiter leiden mindestens häufig unter Rückenschmerzen, mehr als 40% unter Verspannungen und Verkrampfungen.
5. Die Mitarbeiter klagen über hohe Umgebungsbelastungen, sowie hohe körperliche Belastungen.
6. Insgesamt herrscht eine geringe Zufriedenheit mit dem Arbeitsplatz.
7. 40% der Befragten äusserten den Wunsch nach anderer Arbeitsorganisation, dicht gefolgt von dem Wunsch nach einer anderen Arbeitsplatzgestaltung
8. Die Gefährdungsbeurteilung ließ dringenden Handlungsbedarf im Bereich „Kommissionierung von Großmöbeln" erkennen, auch die Bereiche „Versand" und „Transport allgemein" zeigten Handlungsbedarf auf.

Im folgenden Kapitel werden anhand der hier gewonnenen Erkenntnisse Handlungsschwerpunkte abgeleitet und priorisiert, um nachfolgend konkrete Interventionen zur Verbesserung der Gesundheit am Arbeitsplatz in der Pilotabteilung zu integrieren.

3 Ableitung von Handlungsschwerpunkten

Die Ergebnisse der anonymen Mitarbeiterbefragung sowie der Gefährdungsanalyse dienen als Grundlage zur Bestimmung individueller Handlungsschwerpunkte im Rahmen des Betrieblichen Gesundheitsmanagements in der Logistikabteilung des Musterunternehmens.

Insbesondere bei der Kommissionierung von Großmöbeln und im Versand wurden im Rahmen der Gefährdungsanalyse erhebliche Defizite aufgezeigt, welche die Gesundheit der Mitarbeiter negativ beeinträchtigen kann. Die ermittelten Nohl-Werte liegen bei der Kommissionierung von Großmöbeln bei 4-5 und im Versand bei 4. Diese Werte zeigen einen teils sogar dringenden Handlungsbedarf zur Risikoreduzierung auf. Durch einen Mangel an Transportfahrzeugen entstehen in der Logistikabteilung, insbesondere bei oben genannten Aufgaben, erhebliche körperliche Belastungen für die Mitarbeiter. Hier decken sich die Aussagen der Mitarbeiter aus der anonymen Befragung mit den erhobenen Daten aus der Gefährdungsanalyse. Schweres Heben, Tragen und Ziehen noch dazu unter Zeitdruck kann einen negativen Einfluss auf die Rückengesundheit nach sich ziehen und allgemein Verspannungen und Verkrampfungen hervorrufen. Dies wird durch die Angaben der Mitarbeiter zu ihrem subjektiven Belastungsempfinden und auftretenden Beschwerden bestätigt. So gaben in der Befragung 54% der Mitarbeiter an, häufig unter Rückenschmerzen und 43% der Mitarbeiter häufig unter Verspannungen/Verkrampfungen zu leiden (vgl. Kapitel 1.3). Da die körperlichen Beanspruchungen sowohl bei der Gefährdungsanalyse an erster Stelle stehen, als auch von dem Mitarbeitern als sehr belastend empfunden werden, ist die Reduzierung körperlicher Belastungen hier als erster und wichtigster Handlungsschwerpunkt aufzuführen.

Ebenfalls hervorstechend sowohl in der Mitarbeiterbefragung als auch bei der Gefährdungsanalyse sind die Umgebungsbelastungen. Der ständige Wechsel von Wärme und Kälte, aber auch das Arbeiten in Zugluft sind Risikofaktoren, welche die Gesundheit der Mitarbeiter negativ beeinflussen können. In dem Wunsch der Mitarbeiter nach anderer Arbeitsplatzgestaltung (37% Zustimmung) spiegelt sich dies wider. Als zweiter Handlungsschwerpunkt wird hier aus diesem Grund die Umgestaltung des Arbeitsplatzes festgelegt.

Der dritte Handlungsschwerpunkt begründet sich auf der Altersstruktur der Logistikabteilung des Unternehmens. Das durchschnittliche Alter ist mit 48,4 Jahre vergleichsweise hoch und es ist ein klarer linearer Zusammenhang zwischen steigendem Alter und abnehmendem subjektiven Gesundheitszustand erkennbar (vgl. Kapitel 1.3). Aus diesem Grund ist der Erhalt der Beschäftigungsfähigkeit bis zur Rente als weiterer Handlungsschwerpunkt in das Betriebliche Gesundheitsmanagement in der Logistikabteilung des Musterunternehmens aufzunehmen. Andere Optimierungsvorschläge, wie beispielsweise die Verbesserung der Hygiene in den sanitären Anlagen werden an den Arbeitsschutz weitergegeben.

In Anlehnung an die erfolgten Analysen wurden also die drei Handlungsschwerpunkte „Reduzierung körperlicher Belastungen", „Umgestaltung des Arbeitsplatzes" und „Erhalt der Beschäftigungsfähigkeit bis zur Rente" festgelegt. Zu diesen Handlungsschwerpunkten werden im nächsten Schritt jeweils konkrete Maßnahmen entwickelt, die einen Beitrag zur Erreichung dieser Grobziele leisten können.

Im folgenden Kapitel werden zwei dieser Maßnahmen beispielhaft dargestellt und explizit erläutert.

4 Interventionsmaßnahmen

4.1 Luxemburger Deklaration

Die „Luxemburger Deklaration zur betrieblichen Gesundheitsförderung in der Europäischen Union" wurde 1997 durch das Europäische Netzwerk zur betrieblichen Gesundheitsförderung (ENWHP) verfasst und zuletzt 2007 aktualisiert. Sie beschreibt vier Erfolgsfaktoren, welche für die Durchführung eines BGM entscheident sind. Diese sind die Einbeziehung aller Mitarbeiter in den BGM-Prozess (Partizipation), die Verankerung des Themas Gesundheit in allen Unternehmensbereichen (Integration), der systematischen Ablauf des BGM (Projektmanagement) sowie die Kombination von verhaltens- und verhältnisorientierten Maßnahmen und der Verbindung risikoreduzierender mit ressourcenstärkenden Ansätzen (Ganzheitlichkeit) (ENWHP, 2007, S.4).

Demnach ist für ein erfolgreiches BGM eine Kombination aus verhaltenspräventiven, personenbezogenen Maßnahmen, welche die individuelle Gesundheit der einzelnen Personen betrachten und verhältnispräventiven, bedingungsbezogenen Maßnahmen, welche sich auf die Arbeitsplatzgestaltung, sowie das Führungsverhalten beziehen, anzustreben (ENWHP, 2007, S. 4; Uhle & Treier, 2011, S. 104 ff.). In der Praxis sind verhaltens- und verhältnispräventive Maßnahmen nicht immer strikt voneinander zu trennen, sondern bedingen sich oftmals gegenseitig (Ulrich, 2005, zitiert nach Morsch, 2015a, S. 127).

4.2 Ganzheitliches Leistungs- und Gesundheitsmanagement nach Kastner

Kastner (2013) unterscheidet nicht mehr zwischen der Verhaltens- und Verhältnisebene sondern sieht die Optimierung des Leistungs- und Gesundheitsverhaltens als Oberbegriff. Dabei wird die Wechselwirkung der drei Faktoren: Person, Situation und Organisation betrachtet (vgl. Abb. 1).

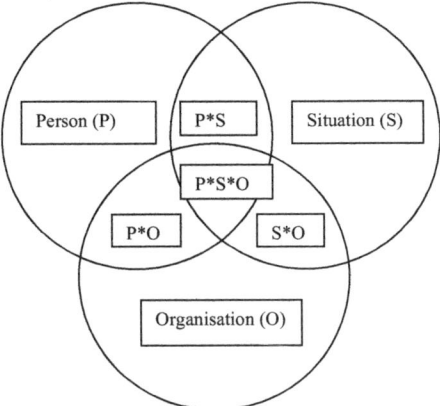

Abb. 1: Interaktionen zwischen den drei Faktoren Person, Situation und Organisation (eigene Darstellung nach Kastner, 2013, S. 535)

Als Personenfaktoren nennt Kastner neben angeborenen Erbanlagen auch die Sozialisation und individuelle Persönlichkeitsmerkmale, also alle Faktoren, die das Individuum ausmachen. Der Arbeitsplatz mit seinen jeweiligen Umgebungsverhältnissen, wie beispielsweise Lärm oder Temperatur, aber auch die soziale Komponente, wie Kollegen, bilden die Situationsfaktoren (Kastner, 2013). Im Gegensatz zur Verhaltens- und Verhältnisebene werden in diesem Modell die Organisationsfaktoren, welche sich aus der Unternehmenskultur, Normen, Regeln und Organisationsprozessen zusammensetzen, von den Situationsfaktoren abgespalten. Des Weiteren werden die Schnittstellen und Wirkungszuammenhänge der einzelnen Faktoren verdeutlicht (s. Abb. 1). Jeder der drei Faktoren wird von Kastner als Stellschraube bezeichnet, an der gedreht werden kann, um die gesundheitliche Situation der Mitarbeiter zu verbessern. Beispiele für Interventionsansätze im Rahmen des Personenfaktors sind die individuelle Ressourcenförderung, die Hilfe zur Work-Life-Balance oder ein Gesundheitscoaching. Steht die Situation im Vordergrund, so sind beispielsweise ergonomische oder technische Optimierungen vorzunehmen. Eine Verbesserung der Mitarbeitergesundheit durch den Organisationsfaktor

11

entsteht durch eine Vertrauenskultur und eine Fehlerlernkultur (Kastner, 2013, S.534-540). Wichtig für ein erfolgreiches BGM ist, wie auch beim Konzept der Verhaltens- und Verhältnisprävention, dass das Zusammenspiel du die Interaktion der einzelnen Faktoren beachtet wird.

4.3 Interventionsplanung im Musterunternehmen Muster GmbH

4.3.1 Beschreibung der Maßnahmen

Im Musterunternehmen Muster GmbH ergeben sich vielfältige Ansatzmöglichkeiten für Interventionsmaßnahmen im Rahmen eines BGM. Im Folgenden werden beispielhaft zwei Maßnahmen zu dem primären Handlungsschwerpunkt „Reduzierung körperlicher Belastungen" erstellt und näher erläutert. Um den Erfolg der Maßnahmen zu unterstützen, werden zwei zusammenhängende Maßnahmen durchgeführt, welche gemeinsam sowohl auf der Verhaltens-, als auch auf der Verhältnisebene wirken. Eingeordnet in das Modell des Leistungs- und Gesundheitsverhaltens von Kastner wird sowohl an der Stellschaube Personenfaktor, als auch an der Stellschaube Situationsfaktor gedreht. Erwiesenermaßen ist es effektiv die Einführung verhältnispräventiver Maßnahmen der Einführung verhaltenspräventiver Maßnahmen vorzuschalten (Klotter, 1999; Kuhn & Gensch, 2009, zitiert nach Morsch, 2015a, S. 127-128).

Aufgrund dessen wird die Umgestaltung der Arbeitsplätze als initiale Maßnahme zur Reduzierung körperlicher Belastungen in der Logistikabteilung des Musterunternehmens vorgeschlagen. Dies geschieht unter anderem durch eine Ausweitung von Transport- und Hebehilfen im Bereich Kommissionierung von Großmöbeln und Versand, da bereits in der Gefährdungsanalyse ein Mangel an Transportfahrzeugen sowie starke Belastungen durch Heben und Tragen festgestellt wurden, welcher sich ungünstig auf die körperlichen Beschwerden der Mitarbeiter auswirkt.

Im Anschluss an die Bereitstellung und Einweisung der neuen Transport- und Hebehilfen wird mit der gesamten Abteilung eine Ergonomieschulung am Arbeitsplatz durchgeführt. Diese Schulung ist bereits Teil der zweiten Maßnahme, der Arbeitsplatzergonomischen Rückenschule. Die Ergonomieschulung ist verpflichtend für alle Mitarbeiter der Abteilung, während die darauf folgende Rückenschule freiwillig in Anspruch genommen werden kann. Sie dient der Festigung der erlernten Inhalte in der Ergonomieschulung und der langfristigen Stärkung der Rumpfmuskulatur. Zweimal wöchentlich im Zeitraum von vorerst sechs Monaten wird die Arbeitsplatzergonomische Rückenschule durch einen externen Dienstleister im Betrieb angeboten.

Tab. 2: Ausgewählte Maßnahmen (eigene Darstellung)

Maßnahme	Anschaffung neuer Hebe- und Transporthilfen & Einweisung	Initiale Ergonomieschulung am Arbeitsplatz & regelmäßige Durchführung einer Arbeitsplatzergonomischen Rückenschule im Betrieb
Zielgruppe	- Gesamtes Personal der Logistikabteilung	
Zielsetzungen	- Senkung der körperlichen Belastungen der Mitarbeiter auf Nohl-Wert ≤ 3 in jedem Arbeitsbereich	- Sensibilisierung für das Thema Rückengesundheit - Verbesserung der Kraft und Beweglichkeit insbesondere der rumpfstabilisierenden Muskulatur - Stärkung der individuellen Ressourcen - Verbessern der Arbeitsergonomie
Inhalte verhaltensbezogener Interventionen	- Einführung in die Handhabung der neuen Hilfsmittel	- Rückengerechtes Arbeiten - Erlernen ergonomischer Bewegungsabläufe am Arbeitslatz
Inhalte verhältnisbezogener Interventionen	- Umstrukturierung der Arbeitsplätze mit hohen körperlichen Belastungsfaktoren (Nohl-Wert > 3) - Bereitstellung und Einführung neuer Hilfsmittel	- Bereitstellung von Raum und Trainer für Arbeitsplatzergonomische Rückenschule im Betrieb
Zeitdauer der Maßnahmen	- Anschaffung neuer Hilfsmittel: 3 Monate - Durchführung der Einweisung und Ergonomieschulung: je 2Stunden pro Gruppe insgesamt 2 Wochen	- Durchführung der Einweisung und Ergonomieschulung: Je 2 Stunden pro Gruppe Insgesamt 2 Wochen - Durchführung der Arbeitsplatzergonomischen Rückenschulkurse: 2x/Woche je 1 Stunde vorerst 6 Monate Laufzeit

Die ausgewählten Maßnahmen zur Redunktion körperlicher Belastungen teilen sich in drei Schritte. Zum einen werden neue Hilfsmittel angeschafft, welche die Mitarbeitern insbesondere im Bereich Versand und Kommissionierung von Großmöbeln unterstützen sollen. Weiterhin soll im Anschluss an die Anschaffung eine Einweisung in die Hilfsmittel sowie eine Ergonomieschulung am Arbeitsplatz stattfinden, sodass die Mitarbeiter die neuen Hilfen und ihren eigenen Körper optimal ressourcenschonend nutzen lernen.

Zielgruppe:

Der verhältnispräventive Anteil der Maßnahmen betrifft alle Mitarbeiter, da ihr Arbeitsplatz entsprechend umgestaltet wird. Auch die initiale Ergonomieschulung am Arbeitsplatz, welche mit der Einweisung in die neuen Geräte einhergeht ist für alle Mitarbeiter der Abteilung verpflichtend. Die darauf folgende Maßnahme ist eine Arbeitsplatzergonomische Rückenschule, welche zweimal wöchentlich im Betrieb, allerdings außerhalb der Arbeitszeit, über einen Zeitraum von vorerst sechs Monaten angeboten wird. Sie dient der Festigung der erlernten Inhalte der Ergonomieschulung sowie der Verbesserung von Kraft und Beweglichkeit der rumpfstabilisierenden Muskulatur. Außerdem soll das Interesse für die eigene Gesundheit geweckt und Teamgeist gefordert werden. Aus Gründen der Schichtarbeit findet die Maßnahme an zwei Terminen wöchentlich statt, sodass jeder Mitarbeiter zumindest einmal in der Woche daran teilnehmen kann. Die Teilnahme ist hier freiwillig.

Zielsetzungen:

Die Ziele der Maßnahmen sind an den Gesamtzielen „Senkung des Krankenstandes", sowie „Lösungsansätze zur Bewältigung des demografischen Wandels" orientiert. Die Erweiterung der Hebe- und Transporthilfen zielt auf eine Senkung der körperlichen Belastungen der Mitarbeiter der Logistikabteilung auf einen Nohlwert ≤ 3 in jedem Bereich ab. Die Erreichung des Ziels ist direkt im Anschluss an die Bereitstellung der Geräte durch eine erneute Berechnung der Nohl-Werte messbar. Durch die Teilnahme an der Ergonomieschulung und der Arbeitsplatzbezogenen Rückenschule sollen die Mitarbeiter für das Thema Rückengesundheit sensibilisiert werden. Zusätzlich stehen die Verbesserung der Arbeitsergonomie, sowie der Kraft und Beweglichkeit insbesondere der rumpfstabilisierenden Muskulatur im Vordergrund. Hier ist die Evaluation der Ziele schwieriger, es bietet sich eine erneute Mitarbeiterbefragung im Anschluss an die Maßnahme an, wobei Störfaktoren einberechnet werden müssen. Auch die Stärkung der individuellen Ressourcen der Mitarbeiter innerhalb der Zeit der Maßnahmendurchführung ist durch eine erneute Mitarbeiterbefragung zu evaluieren.

Inhalte:

Durch den verhältnisbezogenen Anteil der Maßnahmen werden Strukturen im Betrieb geschaffen, welche zum einen unterstützend auf den alltäglichen Ablauf wirken und zum anderen Paltz bieten für ein vorbeugendes Training unter professioneller Anleitung. Die verhaltensbezogenen Anteile der Maßnahmen schulen die Mitarbeiter ihre Ressourcen und die ihnen zur Verfügung stehenden Hilfsmittel optimal im Arbeitsalltag einzusetzen und die Kraft und Beweglichkeit der rumpfstabilisierenden Muskulatur zu trainieren. Durch die Kombination verhaltens- und verhältnispräventiver Maßnahmen, sowie das Zusammenspiel aus Risikoreduzierung und Förderung individueller Ressourcen ist der Erfolgsfaktor der Ganzheitlichkeit (ENWHP , 2007, S.4) gegeben.

Zeitdauer:

Die Anschaffung der neuen Geräte inklusive Instandnahme wird in etwa drei Monate dauern. Nachfolgend wird die Einführung, sowie die Ergonomieschulung mit maximal je 12 Mitarbeitern gleichzeitig stattfinden und je zwei Zeitstunden in Anspruch nehmen. Es eine Gruppe am Tag betreut, sodass Einführung und Ergonomieschulung insgesamt zwei Wochen dauern. Der Rückenschulkurs wird zweimal wöchentlich für je eine Stunde angeboten. Das Angebot wird sich zunächst über einen Zeitraum von sechs Monaten erstrecken. Insgesamt ist die Dauer der Maßnahmendurchführung also zunächst auf neun bis 10 Monate beschränkt, bevor die ersten Ergebnisse evaluiert werden können.

4.3.2 Projekt- und Ressourcenplanung

Neben der Ganzheitichkeit wird in der Luxemburger Deklaration (ENWHP, 2007, S. 4) die Durchführung des BGM in Projektform als einer der fünf Erfolgsfaktoren genannt. Ein Projekt wird laut DINNorm 69901 als ein „einmaliges, komplexes, häufig neuartiges Vorhaben" (DINNorm 69901, zitiert nach Werners, 2013, S. 211) mit festgelegtem Anfang und Ende definiert. Aus dem Zusammenspiel der individuellen Ziele, Ressourcen und Abläufen ergibt sich die Einmaligkeit des jeweiligen Projektes (Werners, 2013, S.211). Bezogen auf ein BGM bedeutet dies, dass auch wenn der Bedarf, ein BGM im Unternehmen durchzuführen häufig ähnliche Ursachen (hoher Krankenstand, demografische Entwicklung, etc.) aufweist, jedes BGM individuell an die Zielvorgaben sowie die verfügbaren zeitlichen, personellen sowie finanziellen Ressourcen im jeweiligen Unternehmen angepasst werden muss und somit immer unterschiedlich ist. Im Rahmen der Projektplanung müssen neben den den Ressourcen auch die Zuständigkeiten für die einzelnen Arbeitspakete geklärt werden. Die Projekt- und Ressourcenplanung umfasst demnach die Festlegung der Zuständigkeiten, des personellen Einsatzes, des zeitlichen Ablaufs wie auch die Planung des Budgets und der Räumlichkeiten.

Im Folgenden wird eine Grobplanung für das BGM Pilotprojekt in der Logistikabteilung des Musterunternehmens vorgenommen. Die Ressourcenplanung des Projektes wird im nachfolgenden Text näher erläutert und anhand eines Gantt-Diagrammes (s. Abb. 2) grafisch dargestellt.

<u>Bedarfsbestimmung:</u>

Im Musterunternehmen Muster GmbH ist die Bedarfsbestimmung von Seiten des Unternehmens bereits erfolgt. Diese ging in diesem Fall von der Unternehmensleitung aus und zielt auf eine Verbesserung der Krankenstände, sowie eine Lösung zur Bewältigung des demografischen Wandels ab. Hier sollte bereits ein erster Arbeitskreis Gesundheit unter Einbezug eines externen BGM Dienstleisters, der Geschäftsführung, der Projektleitung, des Betriebsarztes, der Fachkraft für Arbeitssicherheit und evtl. ausgewählten Mitarbeitern im Unternehmen stattgefunden haben. Da das Projekt bereits im August 2011 gestartet hat, ist die Bedarfsermittlung vor diesem Datum erfolgt. Das benötigte Budget besteht bis hier nur aus den internen Kosten für die Räumlichkeiten und die Freistellung der Teilnehmer am Arbeitskreis.

<u>Analyse:</u>

Die Konzeption der Fragebögen wurde von einem externen BGM Dienstleister übernommen und dauerte insgesamt 25 Tage, sodass die Fragebögen Ende August zur Verfügung standen. Vor der Durchführung der Maßnahmen informierte der Projektleiter die Mitarbeiter über den Ablauf des Projektes. Die darauf Folgenden Analysen fanden im September und Oktober 2011 statt und wurden ebenfalls durch den externen Dienstleister durchgeführt, wobei dieser bei der Gefährdungsanalyse Unterstützung von der Fachkraft für Arbeitssicherheit bekam. Innerhalb von 20 Tagen alle Daten erhoben, sodass ab Oktober mit der Auswertung der Daten begonnen werden konnte. Bis dato waren die Mitarbeiter der betreffenden Abteilung nur durch das Ausfüllen des Fragebogens (maximal 30Minuten) aktiv in das Geschehen miteinbezogen. Der Projektleiter steht in Kontakt zum externen Dienstleisters und kommuniziert den Verlauf des Projektes an Geschäftsführung und Mitarbeiter. Kosten entstehen hier sowohl intern durch den Zeitaufwand von Projektleiter, Arbeitskraft für Sicherheit und Mitarbeitern, als auch extern durch das Honorar des Dienstleisters.

Interventionsplanung:

Die Datenaufbereitung und Interventionsplanung werden im Oktober durch den externen Dienstleister durchgeführt, sodass diese im zweiten Arbeitskreis Gesundheit vorgestellt werden können. Hier nehmen wiederum alle Teilnehmer des ersten Arbeitskreises teil. Wiederum entstehen für das Unternehmen interne Kosten, welche sich aus den benötigten Räumlichkeiten, sowie dem Zeitaufwand der Teilnehmer des Arbeitskreis Gesundheit zusammensetzen, sowie externe Kosten durch das Honorar des Dienstleisters.

Interventionen:

Wird dem Interventionsplan zugestimmt und das Projekt freigegeben, so kann nun in die Umsetzung der Maßnahmen gestartet werden. Wie bereits in Kapitel 4.3.1 beschrieben, wird zunächst die verhältnispräventive Maßnahme umgesetzt. Für die Auswahl, den Kauf und die Inbetriebnahme der neuen Hilfsmittel ist die Projektleitung zuständig. Bis Anfang 2012 soll die Umgestaltung des Arbeitsplatzes vollzogen sein. Im direkten Anschluss führen der Projektleiter gemeinsam mit der Fachkraft für Arbeitssicherheit sowie einer externen Fachkraft (z.B. Physiotherapeut, Rückenschullehrer) für alle Mitarbeiter der Abteilung eine Einführung in die Geräte inklusive Ergonomieschulung durch. Hier werden jeweils maximal zwölf Mitarbeiter pro Tag freigestellt, sodass die Einweisung insgesamt 10 Arbeitstage nicht überschreitet. Darauffolgend wird für alle interessierten Mitarbeiter zweimal wöchentlich eine Arbeitsplatzergonomische Rückenschule im Unternehmen durch die externe Fachkraft angeboten, welche durch das Unternehmen finanziert wird, jedoch außerhalb der Arbeitszeit stattfindet. Diese Maßnahme ist vorerst auf ein halbes Jahr beschränkt. Die Kosten sind in dieser Phase anfänglich sehr vielfältig. Sie entstehen zum einen durch den Arbeitsausfall von Projektleiter, Fachkraft für Arbeitssicherheit und den jeweils freigestellten Mitarbeitern, zusätzlich wird die externe Fachkraft für ihre Dienstleistungen bezahlt. Zusätzlich entstehen durch die Umstrukturierung der Arbeitsplätze Kosten durch die Anschaffung und Installation der neuen Hilfen. Diese sind stark abhängig von der Auswahl der Geräte und somit nicht näher zu bestimmen.

Evaluation:

Die Evaluation der initialen Maßnahme „Anschaffung neuer Hebe- und Transporthilfen & Einweisung" findet direkt im Anschluss an die Einführung der neuen Maschienen statt. Dies ist möglich, da das primäre Ziel der Maßnahme eine Senkung der Gefährdung darstellt und diese anhand der Risikomatrix nach Nohl sofort nach der veränderten Ausgangssituation bestimmt werden kann. Die Evaluation der Arbeitsergonomischen Rückenschule gliedert sich in zwei Teile. Zum einen wird eine Prozessevaluation durchgeführt, welche die Beteiligung an der Maßnahme (Teilnehmerzahl) misst und damit die Akzeptanz der Maßnahme evaluiert. Desweiteren wird durch eine erneute Mitarbeiterbefragung nach Abschluss der Maßnahme (6Monate) eine Ergebnisevaluation durchgeführt. Die Belastungen und individuellen Ressourcen werden mit denen des ersten Fragebogens in Beziehung gesetzt (Prä-Post –Test). Zusätzlich wird im zweiten Fragebogen die Frage nach der Teilnahme am Kurs gestellt, so dass nachträglich zwei Gruppen gebildet und verglichen werden können (Quasi-Experiment). Das hier dargestellte Gantt-Diagramm bezieht nur die beiden hier ausführlich beschriebenen beispielhaften Interventionen mit ein. Insgesamt erstrecken sich die Interventionen selbstverständlich über ienen längeren Zeitraum. Die Evaluation des gesamten Projektes wird nach Abschluss aller Interventionen durchgeführt. Kennzahlen wie Fehlzeiten, sind langfristige Indikatoren und können in der Regel frühestens nach zwei Jahren erhoben werden (Morsch b), 2015). Durch die erneute Befragung der Mitarbeiter ersteckt sich das Budget über den Ausfall der Arbeitszeit während der Bearbeitung des Fragebogens und dem Honorar für den externen Dienstleister. Desweiteren sollte ein erneuter Arbeitskreis tagen, was wiederum Kosten für Raum und Teilnehmer bedeutet. Zur Überprüfung der Wirksamkeit der BGM-Maßnahmen zur Erreichung

Die benötigten Ressourcen in Projekten sind oft vielfältig. Durch die Verwendung eines Gantt-Diagrammes (s. Abb. 2) wird ein grober Überblick über den zeitlichen Rahmen und die benötigten Ressourcen ermöglicht. Ein Gantt-Diagramm ist „die klassische und am weitesten verbreitete Darstellungsform für Termin- und Ablaufdaten in Projekten" (Schels & Seidel, 2015, S. 115). Die einzelnen Projektschritte werden anhand von Balkendiagrammen auf einer Zeitachse aufgetragen, wobei die Länge der Balken die Dauer der jeweiligen Aufgabe verdeutlicht. Dies ermöglicht eine schnelle und einfache Übersicht über den geplanten Projektablauf. Zusätzlich können die jeweilig benötigten Ressourcen der einzelnen Aufgaben mit aufgeführt werden. Abhängigkeiten zwischen den einzelnen Aufgaben sind im Gegensatz zur Darstellung in einem Netzplan nur sehr eingeschränkt möglich (Schels & Seidel, 2015, S. 115).

In Abbildung 2 ist das BGM Pilotprojekt des Musterunternehmens anhand eines solchen Gantt-Diagrammes dargestellt.

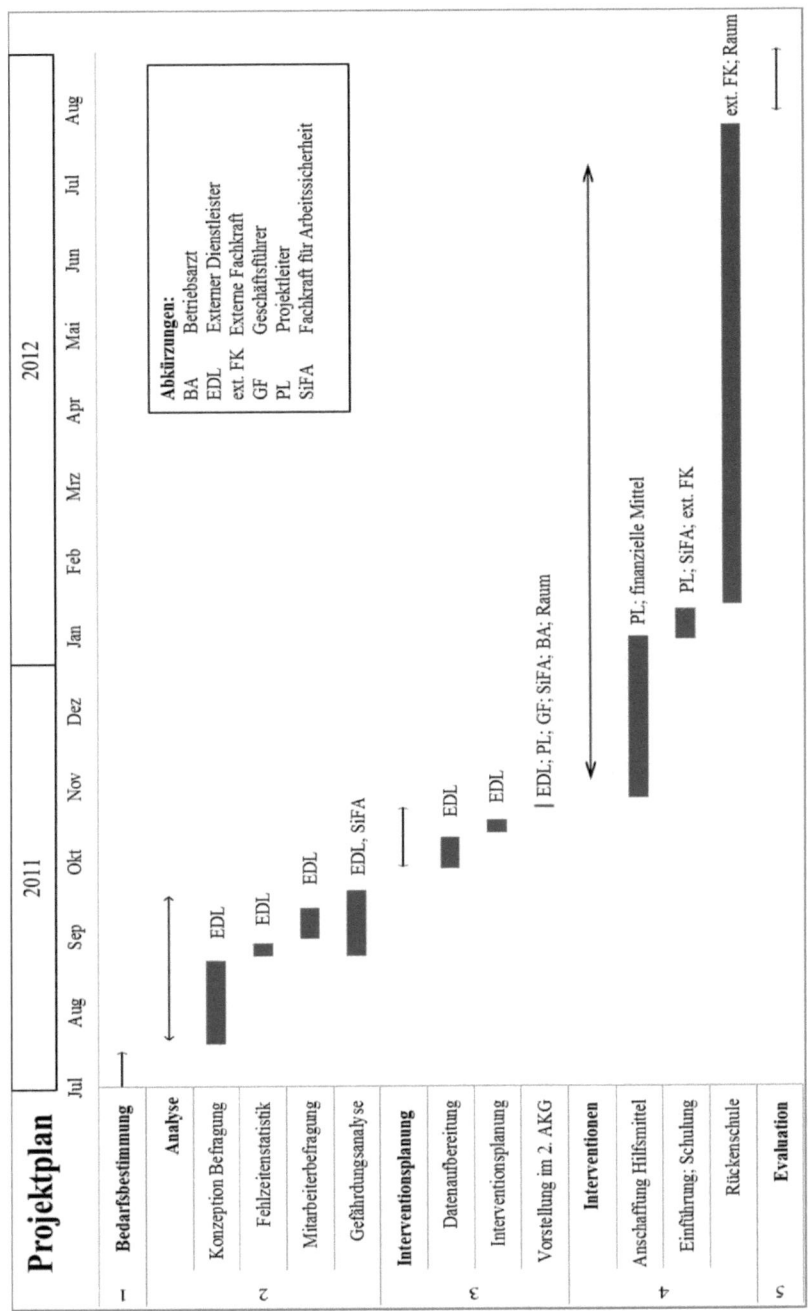

Abb. 2: Projektplan: zeitliche Darstellung der einzelnen Planungsschritte und Zuordnung der jeweils benötigten Ressourcen (eigene Darstellung)

5 Evaluation

5.1 Evaluationsformen und Evaluationsdesigns

Der Begriff „Evaluation" stammt von dem lateinischen Wort „valere", d.h. „wert sein" ab und bedeutet im Deutschen soviel wie „sach- und fachgerechte Bewertung" (Duden, 2015). Die Evaluationsforschung ist Teil der empirischen Forschung und beschäftigt sich insbesondere mit der Bewertung von Interventionen, Programmen oder Maßnahmen (Bortz & Döhring, 2002, S. 101). „Evaluationsforschung beinhaltet die systematische Anwendung empirischer Forschungsmethoden zur Bewertung des Konzeptes, des Untersuchungsplanes, der Implementierung und der Wirksamkeit sozialer Interventionsprogramme" (Rossi & Freeman, 1993, zitiert nach Bortz & Döhring, 2002, S. 102)

5.1.1 Evaluationsformen

Bezogen auf die Durchführung eines BGM bedeutet dies, dass eine Evaluation zu verschiedenen Zeitpunkten im BGM-Prozess möglich ist. Je nach Zielsetzung kann sie vor Beginn der Maßnahmen zur Prüfung der Ausgangssituation (Strukturevaluation), während der Maßnahmendurchführung, um eventuell steuernd eingreifen zu können (Prozessevaluation) oder nach Beendigung der Maßnahmen zur systematischen Bewertung dieser (Ergebnisevaluation) stattfinden (Morsch, 2015b, S.51)

Bei der Evaluation von BGM-Maßnahmen geht es in erster Linie um die Sammlung, Auswertung und Interpretation des Ablaufs (Prozessevaluation) sowie deren Ergebnisse (Ergebnisevaluation) (Morsch, 2015a, S. 165).

Naidoo & Wills (2003, zitiert nach Pieter & Emrich, 2014, S. 38) legen der Evaluation vier Kriterien zugrunde. Die Effektivität gibt an, inwieweit die festgelegten Zielparameter erreicht wurden. Die Effizienz betrachtet das Kosten-Nutzen-Verhältnis der Intervention, während die Geeignetheit angibt, inwieweit die angewendeten Methoden angemessen und wirksam für das zugrunde liegende Problem waren. Die Akzeptanz wiederum misst, wie die Maßnahme von der Zielgruppe angenommen wurde.

Die Prozessevaluation kann dazu beitragen, Stärken und Schwächen der Maßnahme zu erkennen und diese während der Durchführung zu optimieren. Die Ergebnisevaluation hingegen dient oftmals als Entscheidungsgrundlage für eine dauerhafte Einführung der Maßnahmen im Unternehmen und stellt somit den Übergang eines Projektes in eine dauerhafte nachhaltige Eingliederung des BGM in das Unternehmen dar.

5.1.2   Evaluationsdesigns

Zur Bewertung der Maßnahmen sind theoretisch mehrere Evaluationsdesigns möglich. Das einfachste Design ist die einmalige Messung.

Tab. 3: Evaluationsdesign für eine einmalige Messung (eigene Darstellung nach Pieter; Fröhlich & Papathanassiou, 2014)

X	O
t1	t2

Das X steht für das Treatment, die unabhängige Variable (hier die durchgeführte Maßnahme), das O bedeutet Observation, also die Messung der Wirkung auf die abhängige Variable (hier z.b. Gesundheitszustand/Krankenstände, etc.) (Pieter et. al., 2014, S. 105). Bei dieser Methode wird im Anschluss an die Maßnahme eine Messung durchgeführt, allerdings ist diese ohne die Information über die Ausgangssituation wenig aussagekräftig.

Eine weitere Möglichkeit besteht im Prä-Post-Test, wobei hier wiederum drei Designs unterschieden werden.

Beim Prä-Post-Test ohne Zuteilung der Personen zu einer Gruppe wird die gesamte Stichprobe getestet. Danach erfolgt das Treatment und die Gruppe wird erneut getestet. Die Ergebnisse der beiden Testungen werden im Anschluss verglichen.

Tab. 4: Prä-Post-Test ohne Zuteilung der Personen zu einer Gruppe (eigene Darstellung)

O	X	O
t1	t2	t3

Hier kann bereits ein Unterschied von vorher zu nachher identifiziert werden, allerdings ergibt sich aus diesem Design nicht, welche der Personen an der Maßnahme teilgenommen haben und welche nicht. Dieses Design würde sich daher nur eignen, wenn die Interventionen auf Verhältnisebene stattgefunden haben oder alle Personen der Stichprobe verpflichtend an der Maßnahme teilnehmen mussten.

Eine weitere Möglichkeit für ein Evaluationsdesign im BGM stellt das Quasi-Experiment dar. Die nachträgliche Einteilung in zwei Gruppen liefert beispielsweise bei der Durchführung von Mitarbeiterbefragungen aussagekräftige Ergebnisse.

Tab. 5: Prä-Post-Test mit nachträglicher Einteilung in zwei Gruppen (eigene Darstellung, modifiziert nach Pieter et. al., 2014, S. 105)

O	X	O	Experimentalgruppe (teilgenommen)
O		O	Kontrollgruppe (nicht teilgenommen)
t1	t2	t3	

Bei diesem Prä-Post-Test werden die Probanden nachträglich in zwei Gruppen geteilt (teilgenommen – nicht teilgenommen). So können die Ergebnisse der Experimentalgruppe mit denen der Kontrollgruppe verglichen werden. Nur durch eine Codierung der Fragebögen ist allerdings eine Zuordnung der jeweiligen Messergebnisse gewährleistet. Wichtig ist hier, dass der erste Fragebogen einem zweiten zugeordnet werden kann, nicht jedoch einer Person. Aus Datenschutzgründen scheitert diese Technik der Evaluation häufig.

Ist eine Evaluation der einzelnen Maßnahmen beispielsweise aus finanziellen Aspekte nicht möglich, so kann eine Ex-ante-Evaluation in Betracht gezogen werden. Hier orientiert sich der Dienstleister bei der Auswahl der Maßnahmen an der wissenschaftlichen Evidenz. Auch ist es möglich, sich an Beispielen guter Praxis zu orientieren, welche unter anderem auf der Datenbank der Initiative neue Qualität der Arbeit (INQA) oder vom Europäischen Netzwerk für Betriebliche Gesundheitsförderung (ENWHP) zur Verfügung gestellt werden. Dieses verfahren ersetzt allerdings keine Evaluation des Projektes (Morsch, 2015a, S. 215).

5.2 Schwierigkeiten bei der Evaluation von Präventionsprogrammen

Die Evaluation von Präventionsprogrammen ist aus vielerlei Gründen schwierig. Um die Wirksamkeit und den Nutzen einer Intervention darstellen zu können müssen vor Maßnahmenbeginn Zielparameter festgelegt und operationalisiert werden (Pieter & Emrich, 2014). Bei der Messung der Effizienz von Präventionsprogrammen ist es notwendig, Gesundheit in monetären Kennzahlen auszudrücken. Dies findet häufig über die Betrachtung des Krankenstandes (weniger Ausfälle bedeutet weniger Kosten für das Unternehmen) statt. Insbesondere bei langfristigen Zielparametern, wie der Senkung des Krankenstandes ist es jedoch den Beitrag der Interventionen zu evaluieren, da sich diese Indikatoren meist erst nach einigen Jahren verändern und gleichzeitig zu den durchgeführten Interventionen viele Störfaktoren auftreten können, die das Ergebnis verfälschen würden. Besonders bei der Überprüfung langfristiger Ziele spielt das zeitliche Geschehen als Störfaktor eine enorme Rolle. Neben den Interventionsmaßnahmen laufen im Unternehmen, wie auch im Privatleben der Personen weitere Prozesse ab, welche deren Gesundheitszustand/Wohlbefinden etc. sowohl positiv als auch negativ beeinflussen können (neue Führungskraft, neue Beziehung, Beziehungsende, etc.). Weitere Störgrößen sind beispielsweise der Ausfall von Teilnehmern. Im Rahmen der Analysen ist eine deutliche Verschlechterung des Gesundhetiszustandes mit zunehmendem Alter zu verzeichnen. Wenn die erneute Befragung jedoch einen zu großen zeitlichen Abstand zur Erstbefragung aufweist, besteht die Möglichkeit, dass einige der Befragten schon nicht mehr an ihrem Arbeitsplatz arbeiten (Rente/Versetzung/Krankheit). Dies sind nur einige Beispiele, warum die Rückschlüsse aus den Ergebnissen der Fragebögen verfälscht sein könnten. Auch die Angst vor Nichteinhaltung des Datenschutzes beeinflusst die Mitarbeiter möglicherweise in ihrem Antwortverhalten

.

5.3 Evaluation der Maßnahmen im Musterunternehmen

Das Unternehmen Muster GmbH verspricht sich durch die Einführung eines BGM als Pilotprojekt in der Logistikabteilung einen Rückgang der Fehlzeiten, eine Verbesserung der Leistungsfähigkeit der Mitarbeiter und somit eine Beschäftigungsfähigkeit bis zur Rente sowie Erkenntnisgewinn zu psychischen Belastungen und Erkrankungen im Betrieb. Zur Überprüfung welchen Beitrag das BGM zur Erreichung dieser Ziele geleistet hat, ist eine Evaluation der Maßnahmen unabdingbar.

Im Rahmen des BGM des Musterunternehmens Muster GmbH liegt der Fokus insbesondere auf der Ergebnisevaluation. Die einzelnen Maßnahmen werden hinsichtlich ihrer Wirksamkeit überprüft. Die Maßnahme „Anschaffung neuer Hebe- und Transporthilfen & Einweisung" kann durch eine erneute Bewertung nach Nohl in direktem Anschluss an die Maßnahme erfolgen. Ziel ist es, in allen Arbeitsbereichen einen Nohl-Wert ≤ 3 zu erreichen. Bei der zweiten hier beschriebenen Maßnahme „der Arbeitsplatzergonomischen Rückenschule" findet während der Durchführung eine Prozessevaluation statt. Anhand der Entwicklung der Teilnehmerzahlen wird hier die Akzeptanz der Maßnahme üperprüft. Zusätzlich wird die Maßnahme nach Beendigung in Bezug auf ihre Zielerreichung (Sensibilisierung für das Thema Rückengesundheit, Verbesserung der Kraft und Beweglichkeit insbesondere der rumpfstabilisierenden Muskulatur, Stärkung der individuellen Ressourcen, Verbessern der Arbeitsergonomie) überprüft. Durch eine wiederholte Mitarbeiterbefragung, deren Ergebnisse mit denen der initialen Mitarbeiterbefragung verglichen werden, wird ein Prä-Post-Test durchgeführt. Zusätzlich kann hier die Frage nach der Teilnahme an der Maßnahme gestellt werden, sodass im nachhinein zwei Gruppen unterschieden werden können (Quasi-Experiment). Dies ist allerdings nur dann sinnvoll, wenn die Fragebögen schon in der ersten Befragung kodiert wurden, sodass sie sich den Fragebögen der zweiten Befragung zuordnen lassen können (s. Kapitel 6.1).

Durch die einzelnen Evaluationen der Maßnahmen können Rückschlüsse auf die Wirksamkeit der Maßnahme zur Zielerreichung (Senkung des Krankenstandes, Bewältigung des demografischen Wandels) gezogen werden. Die Wirksamkeit des gesamten BGM, sowie eine Kosten-Nutzen-Analyse sind jedoch zu diesem Zeitpunkt noch nicht möglich.

6 Literaturverzeichnis

- Berufsgenossenschaft für Gesundheitsdienst und Wohlfahrtspflege (2015). *Arbeitssicherheit und Gesundheitsschutz. Risikomatrix (nach Nohl).* Zugang am 25.09.2015 unter https://www.bgwonline.de/DE/ArbeitssicherheitGesundheitsschutz/Qualitaetsma nagement/quintas-Umsetzung/Handlungshilfen/Methoden/Risikomatrix-Nohl.html

- Berufsgenossenschaft Holz und Metall (2014). *Meine Sicherheit. Meine Gesundheit. Meine BGHM.* Zugriff am 23.09.2015 unter http://www.bghm.de/fileadmin/user_upload/Webshop/Webshopmedien/ Jahresbericht/BGHM_Jahresbericht_2014.pdf

- Bortz, J. & Dörhring, N. (2002). *Forschungsmethoden und Evaluation für Human- und Sozialwissenschaftler* (3. Überarbeitete Auflage). Berlin: Springer.

- Bundesanstalt für Arbeitsschutz und Arbeitsmedizin (2014). *Sicherheit und Gesundheit bei der Arbeit 2013. Unfallverhütungsbericht Arbeit.* Zugriff am 23.09.2015 verfügbar unter www.baua.de/suga

- Duden (2015). *Evaluation.* Zugriff am 03.10.2015 unter http://www.duden.de/rechtschreibung/Evaluation

- Europäisches Netzwerk für Gesundheitsförderung (2007). Luxemburger Deklaration zur betrieblichen Gesundheitsförderung in der Europäischen Union. Zugriff am 29.09.2015 unter http://www.luxemburger-deklaration.de/fileadmin/rs-dokumente/ dateien/LuxDekl/Luxemburger_Deklaration_09-12.pdf

- Hauser, F.; Schubert, A. & Aicher, M. (2005). *Unternehmenskultur, Arbeitsqualität und Mitarbeiterengagement in den Unternehmen in Deutschland.* Ein Forschungsprojekt des Bundesministeriums für Arbeit und Soziales.

- Zugriff am 01.10.2015 unter

- http://www.bmas.de/SharedDocs/Downloads/DE/PDF-Publikationen/ forschungsbericht-f371.pdf?__blob=publicationFile

- Morsch, A. (2015a). *Studienbrief Betriebliches Gesundheitsmanagement II- Methodenkompetenzen im BGM.* Saarbrücken: Deutsche Hochschule für Prävention und Gesundheitsmanagement.

- Morsch, A. (2015b). *Studienbrief Betriebliches Gesundheitsmanagement III-Projektstudie.* Saarbrücken: Deutsche Hochschule für Prävention und Gesundheitsmanagement.

- Pieter, A. & Emrich, E. (2014). *Studienbrief Qualitätsentwicklung und Evaluation.* Saarbrücken: Deutsche Hochschule für Prävention und Gesundheitsmanagement.

- Pieter, A.; Fröhlich, M. & Papathanassiou, V. (2014). *Studienbrief Forschungsmethoden.* Saarbrücken: Deutsche Hochschule für Prävention und Gesundheitsmanagement.

- Schels, I. & Seidel, U. (2015). *Projektmanagement mit Excel. Projekte planen, überwachen und steuern.* München: Hanser.

- Uhle, T. & Treier, M. (2011). *Betriebliches Gesundheitsmanagement. Gesundheitsförderung in der Arbeitswelt - Mitarbeiter einbinden, Prozesse gestalten, Erfolge messen.* Berlin: Springer.

- Werners, B. (2013). *Grundlagen des Operation Research* (3. Auflage). Berlin: Springer.

- Wissenschaftliches Institut der AOK (2011). *Pressemitteilung vom 16. August 2011. Fehlzeitenreport 2011. Mit dem Chef als Partner sind Mitarbeiter gesünder.* Zugriff am 27.09.2015 verfügbar unter www.wido.de

- Zok, K. (2010). *Gesundheitliche Beschwerden und Belastungen am Arbeitsplatz. Ergebnisse aus Beschäftigtenbefragungen.* Zugriff am 14.07.2015 unter http://www.wido.de/fileadmin/wido/downloads/pdf_publikationen/ wido_pub_gesundheitlBeschw2010_0212.pdf

- Kastner, M. (2013). Ganzheitliches Gesundheitsmanagement in Unternehmen. Strategische Bedeutung und Umsetzung im Rahmen des Personalmanagements. In R. Stock-Homburg (Hrsg.), *Handbuch Strategisches Personalmanagement* (2. Auflage) (S. 521-551). Wiesbaden: Springer.

7 Abbildungs- und Tabellenverzeichnis

7.1 Abbildungsverzeichnis

7.2 Tabellenverzeichnis

BEI GRIN MACHT SICH IHR WISSEN BEZAHLT

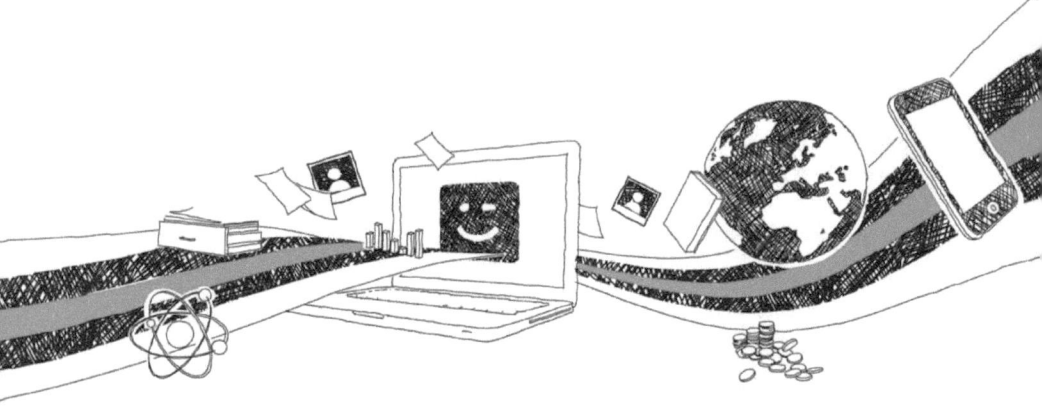

- Wir veröffentlichen Ihre Hausarbeit,
  Bachelor- und Masterarbeit

- Ihr eigenes eBook und Buch -
  weltweit in allen wichtigen Shops

- Verdienen Sie an jedem Verkauf

Jetzt bei www.GRIN.com hochladen und kostenlos publizieren

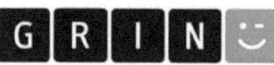